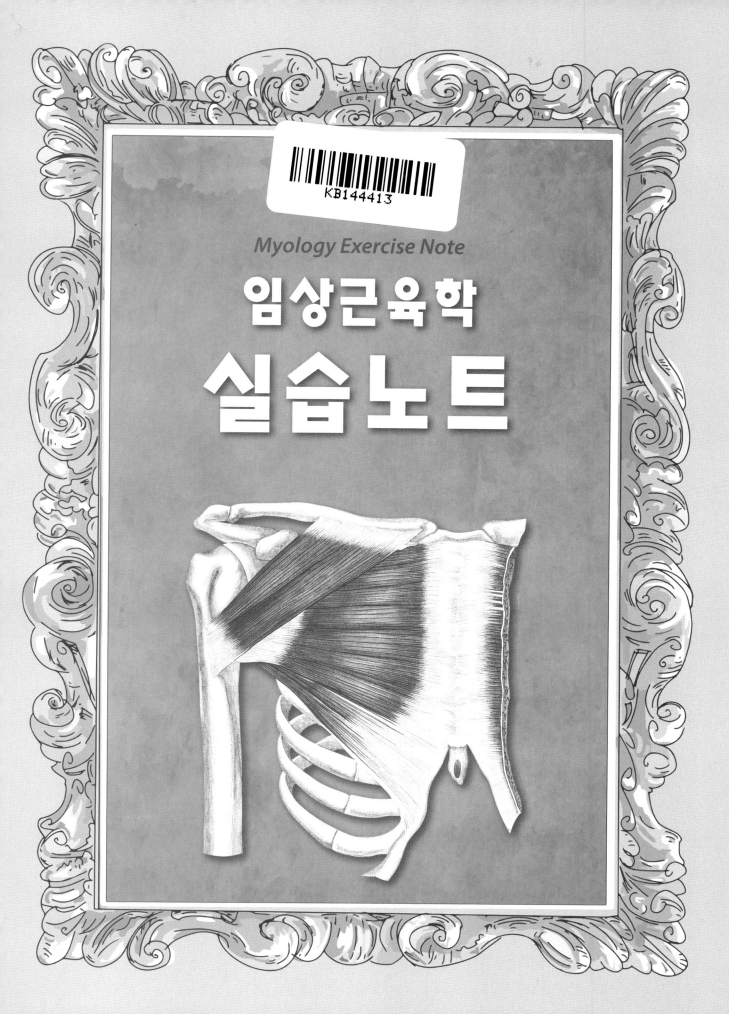

Myology Exercise Note

임상근육학
실습노트

실습노트 활용방법

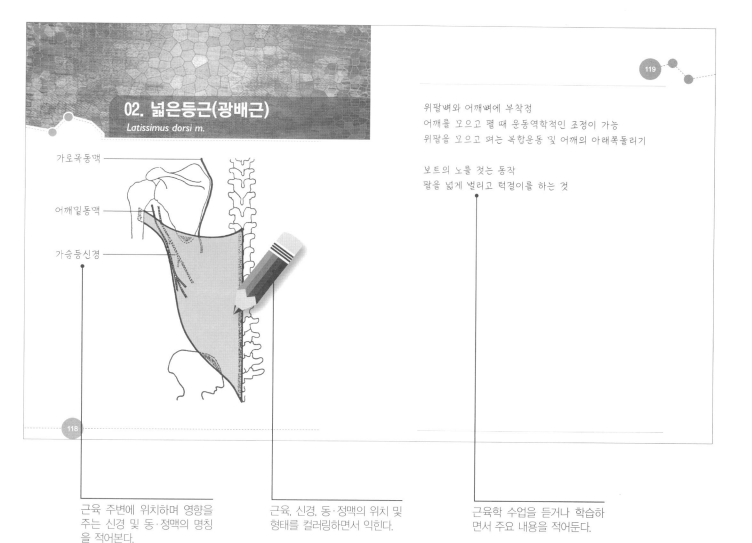

02. 넓은등근(광배근)
Latissimus dorsi m.

가로목동맥

어깨밑동맥

가슴등신경

위팔뼈와 어깨뼈에 부착점
어깨를 모으고 펼 때 운동역학적인 조정이 가능
위팔을 모으고 펴는 복합운동 및 어깨의 아래쪽돌리기

보트의 노를 젓는 동작
팔을 넓게 벌리고 턱걸이를 하는 것

118

근육 주변에 위치하며 영향을 주는 신경 및 동·정맥의 명칭을 적어본다.

근육, 신경, 동·정맥의 위치 및 형태를 컬러링하면서 익힌다.

근육학 수업을 듣거나 학습하면서 주요 내용을 적어둔다.

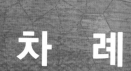

차 례

Chapter 1. 머리와 얼굴의 근육

Chapter 2. 씹기 근육

Chapter 3. 목의 근육

Chapter 4. 뒤통수 아래쪽의 근육

Chapter 5. 등 부위의 근육

Chapter 6. 가슴우리의 근육

Chapter 7. 배부위의 근육

Chapter 8. 척주와 몸통을 연결시키는 근육

Chapter 9. 팔을 가슴벽에 연결시키는 근육

Chapter 10. 어깨의 근육

Chapter 11. 위팔의 근육

Chapter 12. 아래팔 손바닥쪽의 근육

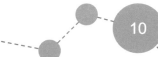

Chapter 13. 손의 근육

Chapter 14. 엉덩부위의 근육

Chapter 15. 넙다리의 근육

Chapter 16. 볼기의 근육

Chapter 17. 넙다리 뒤쪽의 근육

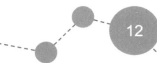

Chapter 18. 종아리 앞쪽의 근육

Chapter 19. 종아리 가쪽의 근육

Chapter 20. 발의 근육

Chapter. 1
머리와 얼굴의 근육

01. 뒤통수이마근(후두전두근)

Epicranial m.

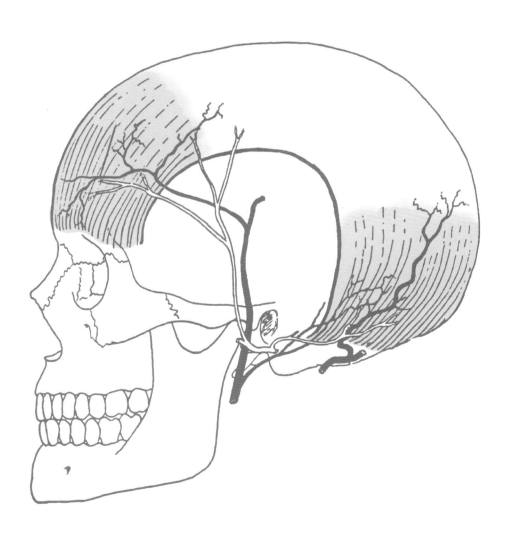

02. 관자마루근(측두두정근)

Temporoparietalis m.

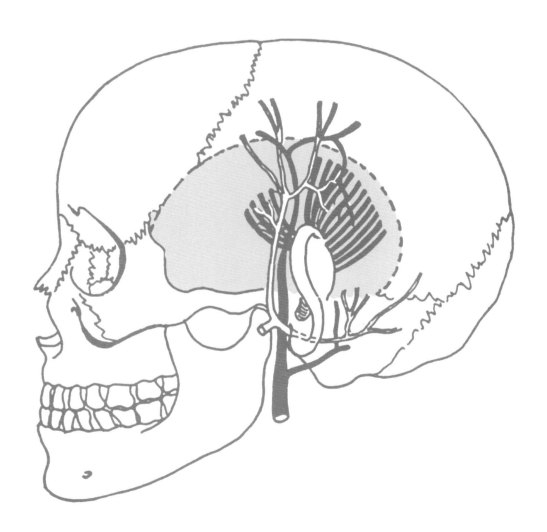

03. 눈둘레근(안륜근)
Orbicularis oculi m.

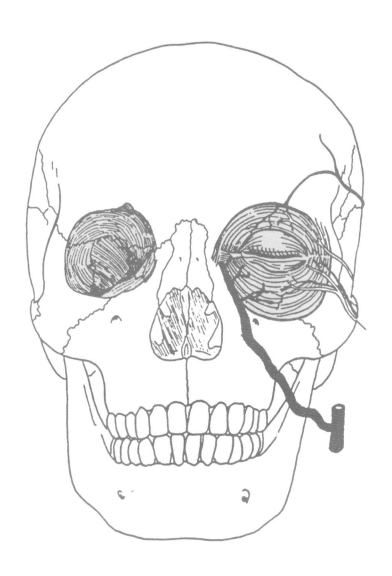

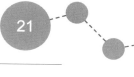

04. 입둘레근(구륜근)

orbicularis oris m.

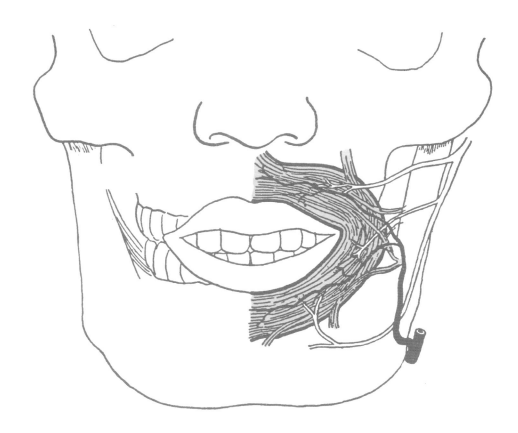

05. 큰 · 작은광대근(대 · 소관골근)
Zygomaticus m. major/minor

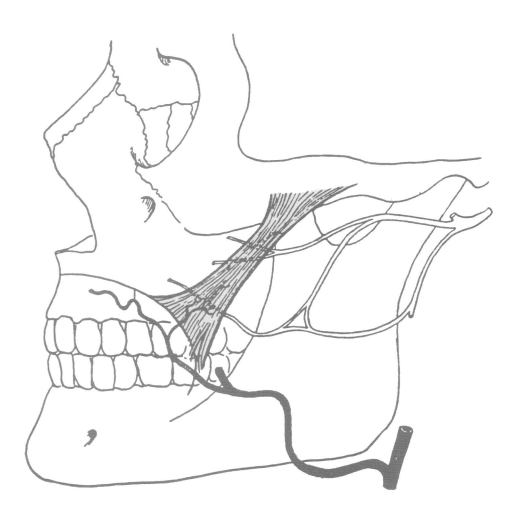

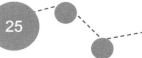

Chapter. 2
씹기 근육

01. 관자근(측두근)
Temporalis m.

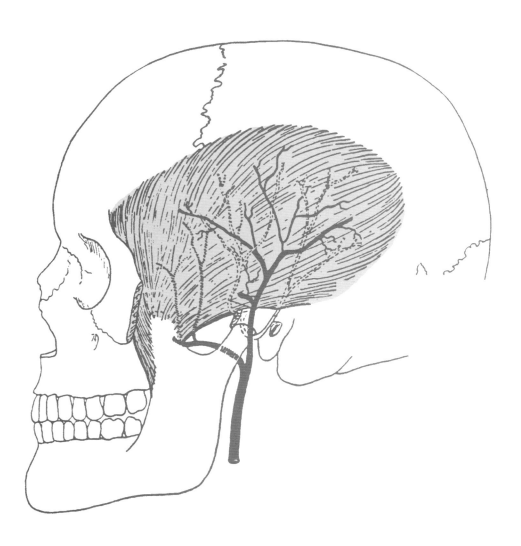

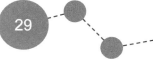

02. 깨물근(교근)
Masseter m.

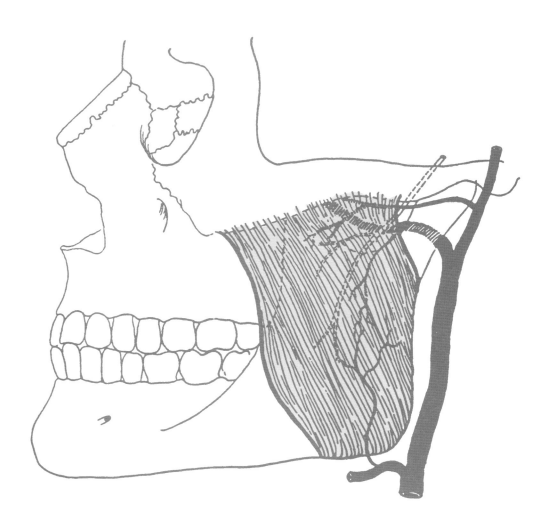

03. 안쪽 · 가쪽날개근(내 · 외익돌근)
Medial·Lateral pterygoid

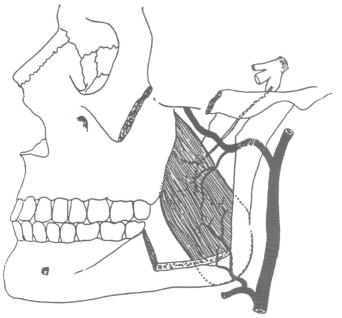

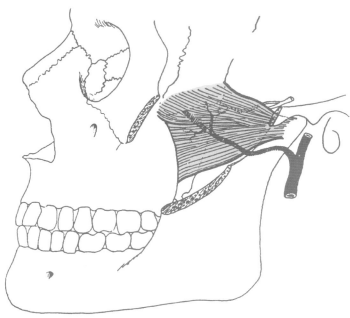

Chapter. 3
목의 근육

01. 넓은목근(광경근)

Platysma m.

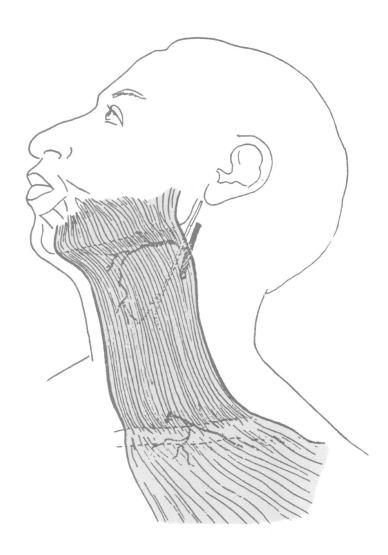

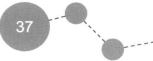

02. 목빗근(흉쇄유돌근)
Sternocleidomastoid m.

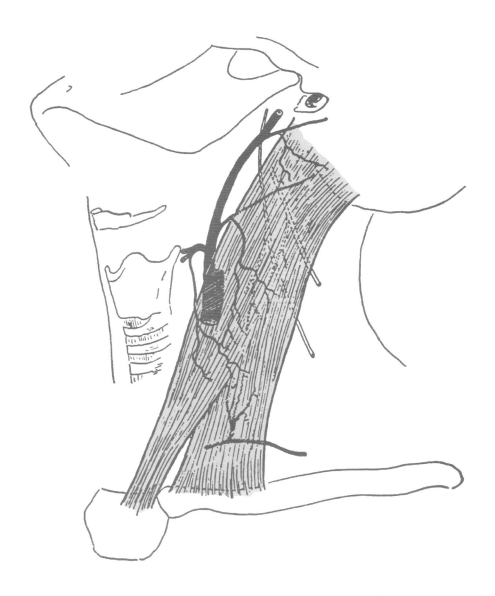

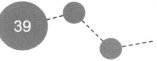

03. 두힘살근(이복근)
Digastric m.

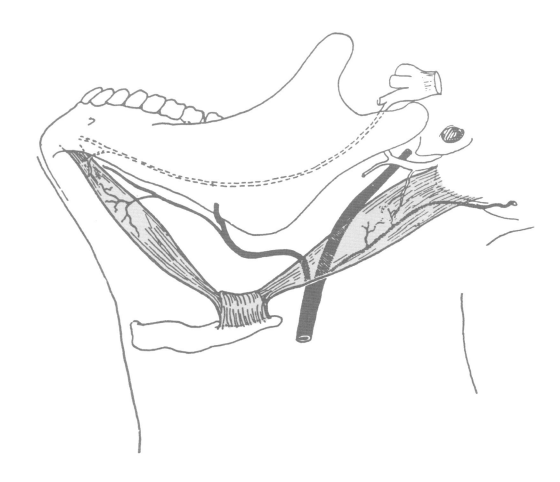

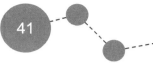

04. 붓목뿔근(경돌설골근)
Stylohyoid m.

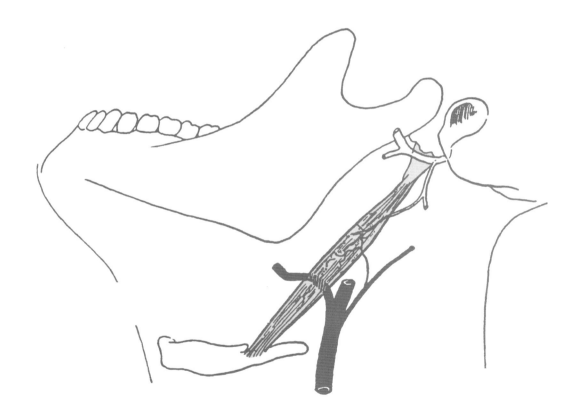

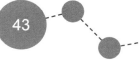

05. 턱목뿔근(악설골근)
Mylohyoid m.

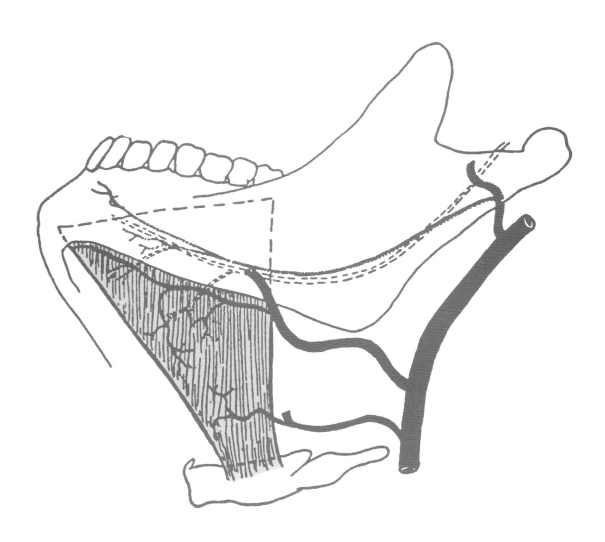

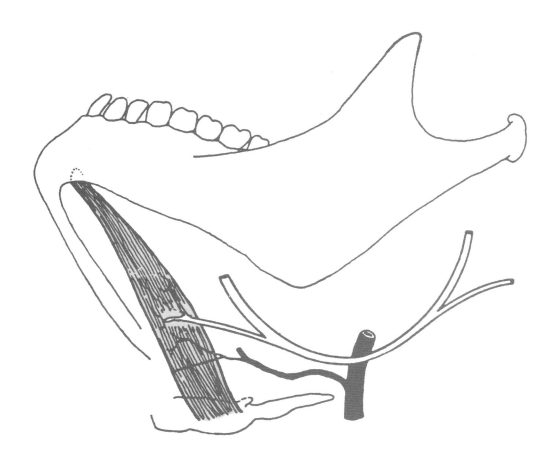

07. 복장목뿔근(흉설골근)

Sternohyoid m.

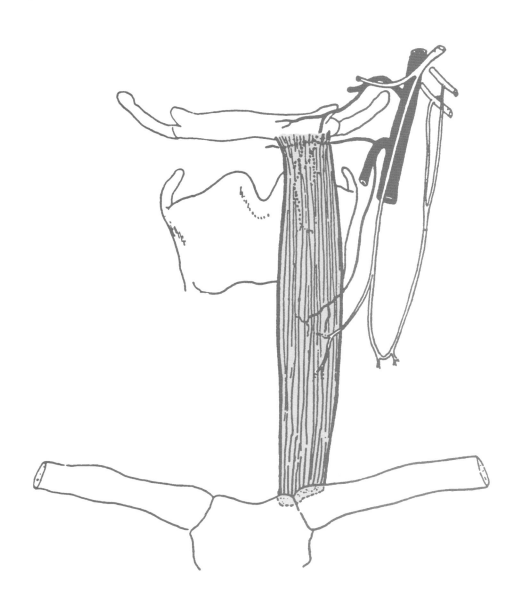

08. 복장방패근(흉골갑상근)

Sternothyroid m.

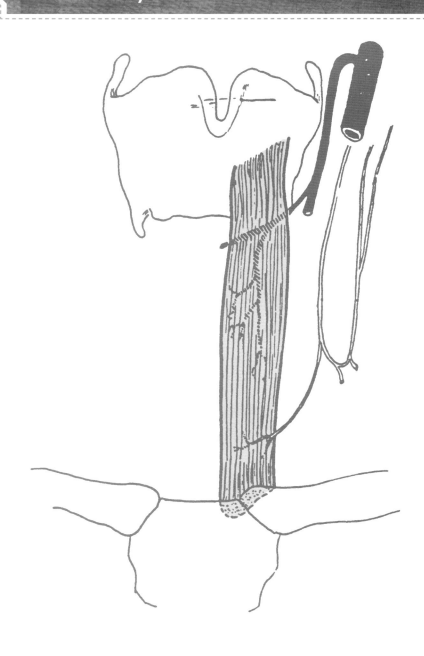

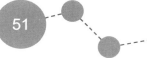

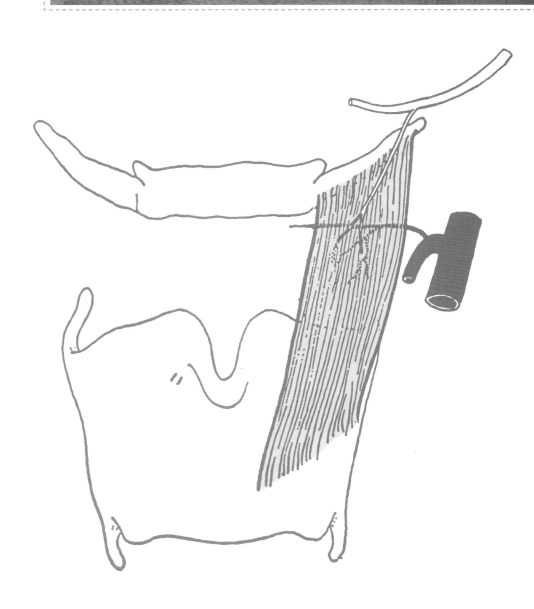

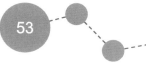

10. 어깨목뿔근(견갑설골근)
Omohyoid m.

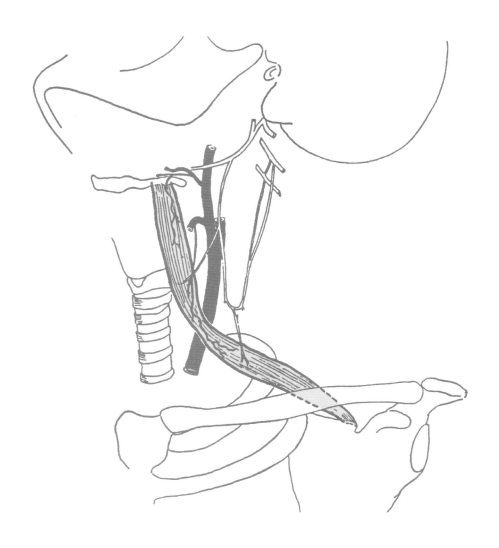

11. 긴목근(경장근)

Longus colli m.

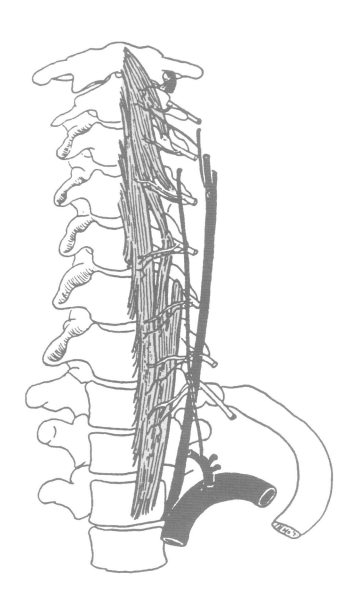

12. 긴머리근(두장근)

Longus capitis m.

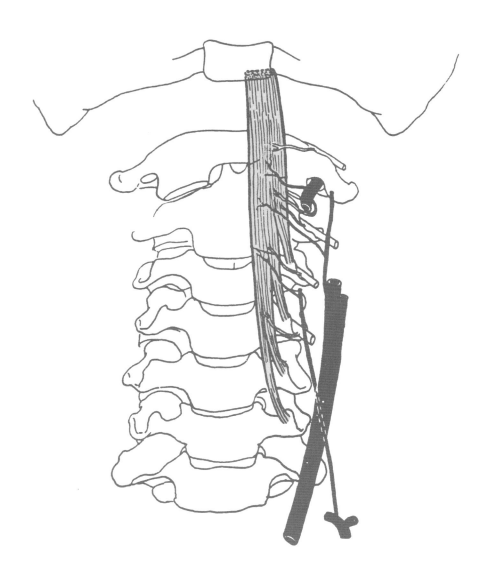

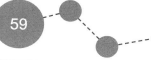

13. 목갈비근(사각근)
Scalenus m.

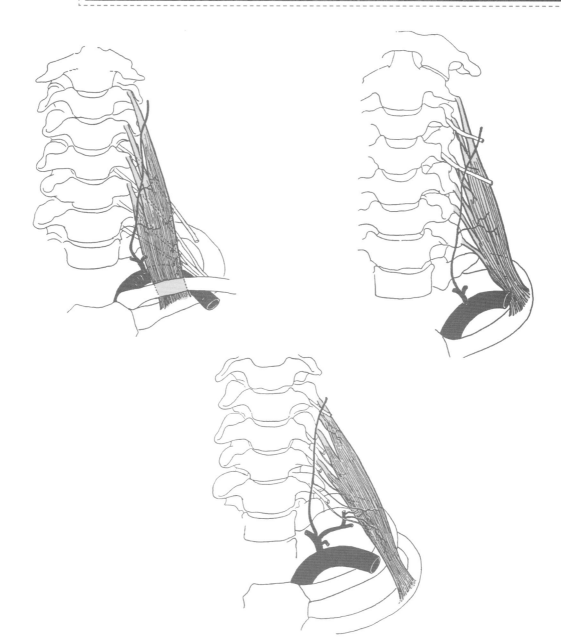

Chapter. 4
뒤통수 아래쪽의 근육

01. 뒤머리곧은근(후두직근)
Rectus capitis posterior m.

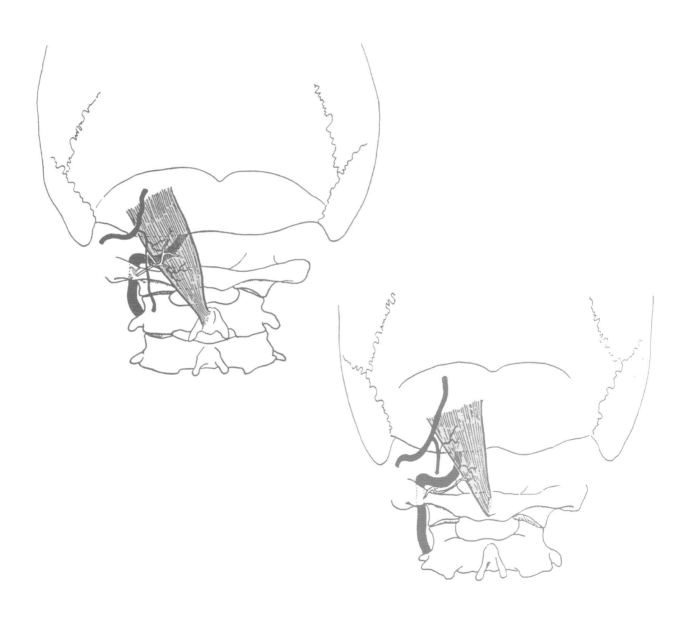

02. 머리빗근(두사근)

Obliquus capitis m.

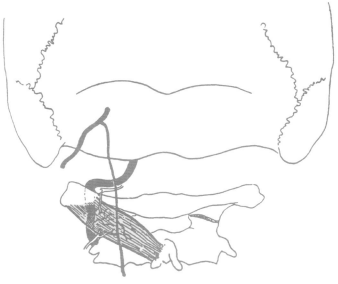

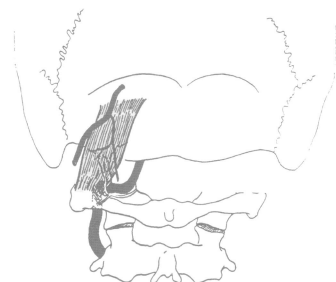

Chapter. 5
등 부위의 근육

01. 머리널판근(두판상근)
Splenius capitis m.

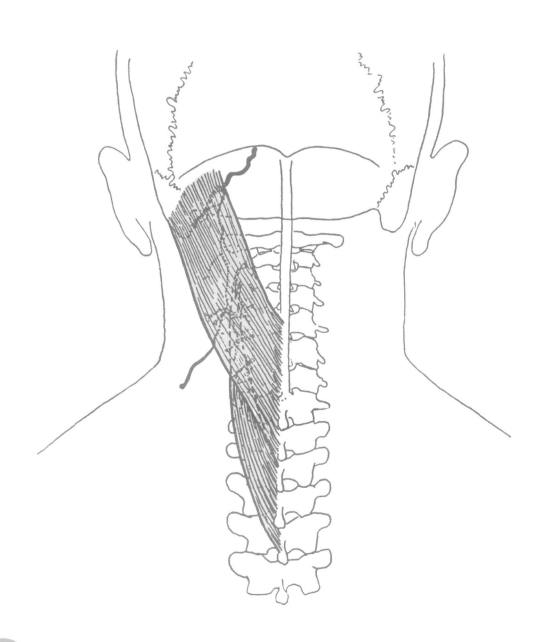

02. 척주세움근(척주기립근)

Erector spinae m.

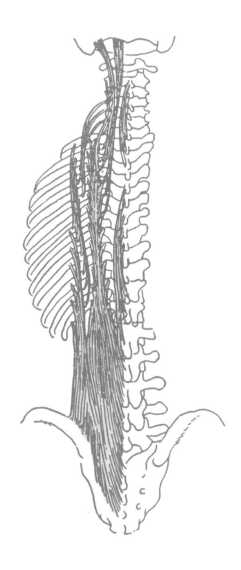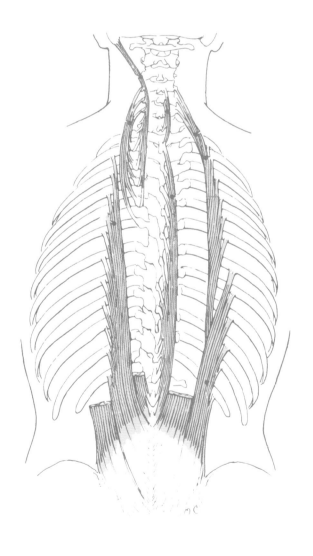

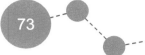

03. 엉덩갈비근(장륵근)

Iliocostalis m.

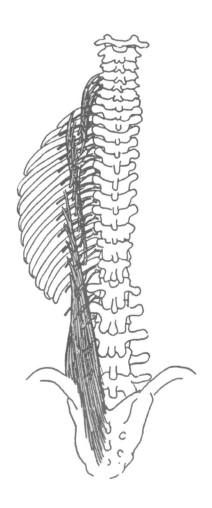

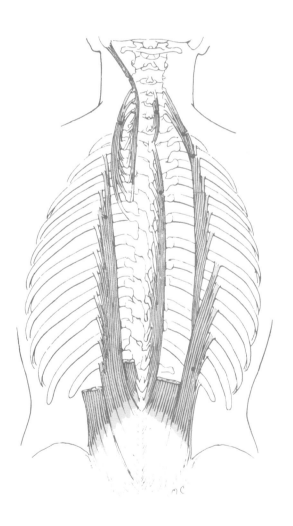

04. 가장긴근(최장근)

Longissimus m.

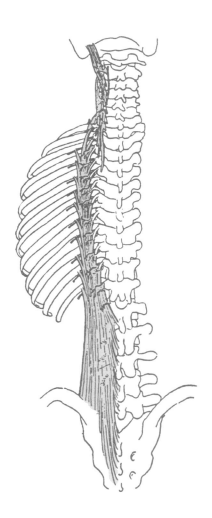
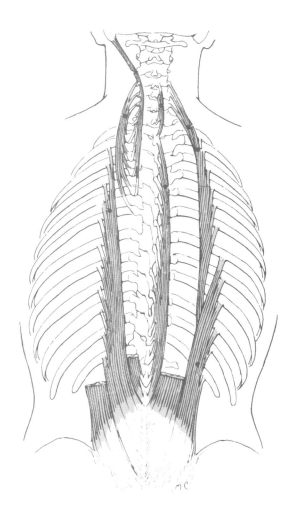

05. 가시근(극근)
Spinalis m.

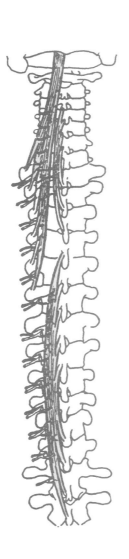

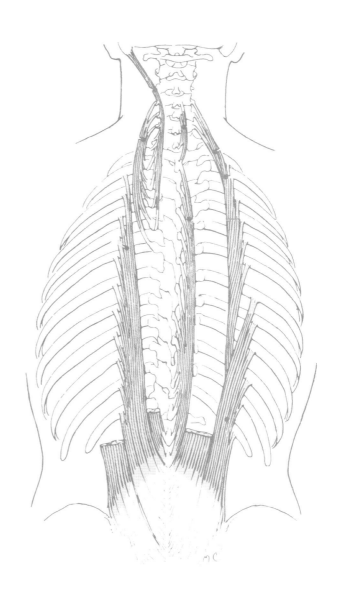

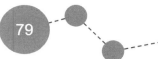

06. 반가시근(반극근)

Semispinalis m.

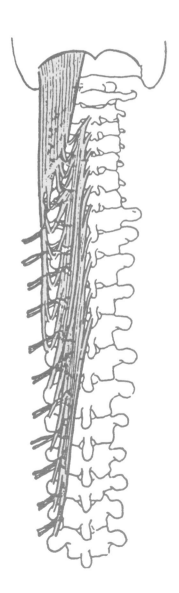

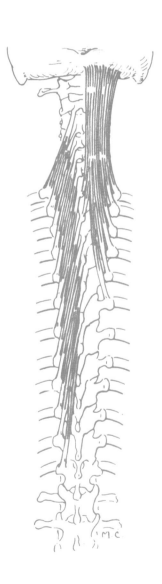

07. 뭇갈래근(뭇갈래근)
Multifidus m.

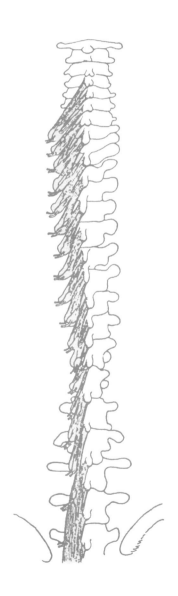

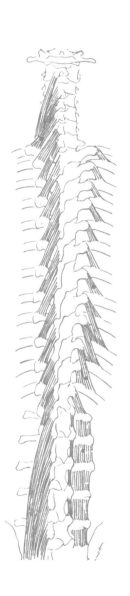

08. 돌림근(회선근)

Rotators m.

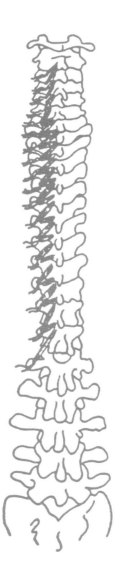

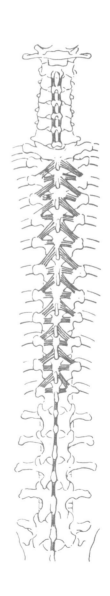

09. 가시사이근(극간근)

Interspinales m.

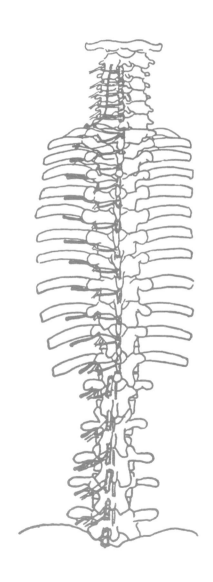
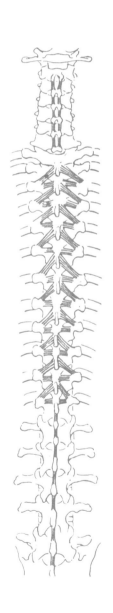

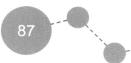

10. 가로돌기사이근(횡돌기간근)

Intertransversii m.

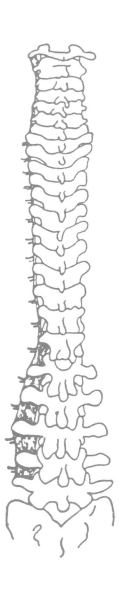
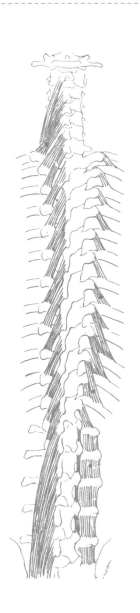

Chapter. 6
가슴우리의 근육

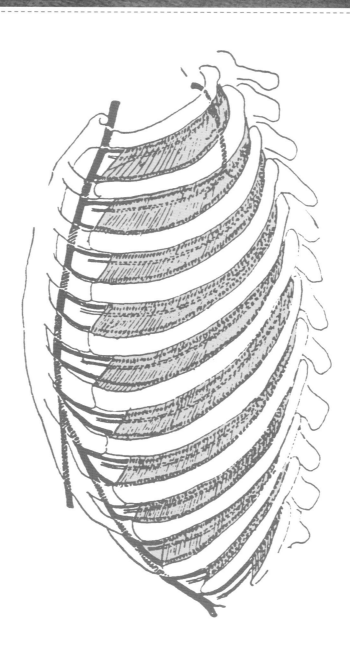

02. 속갈비사이근(내늑간근)
Internal intercostal m.

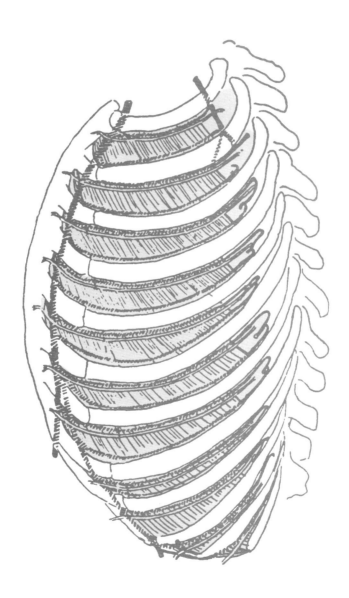

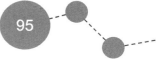

03. 위뒤톱니근(상후거근)
Serratus posterior superior m.

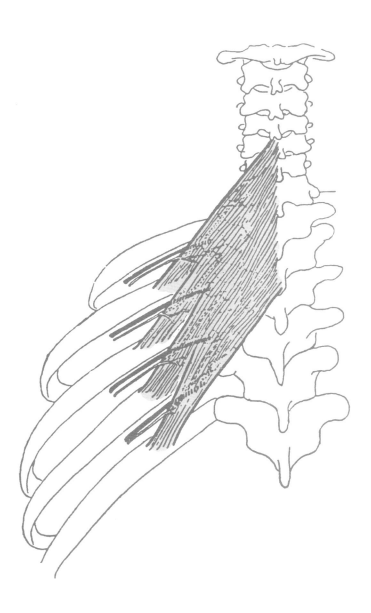

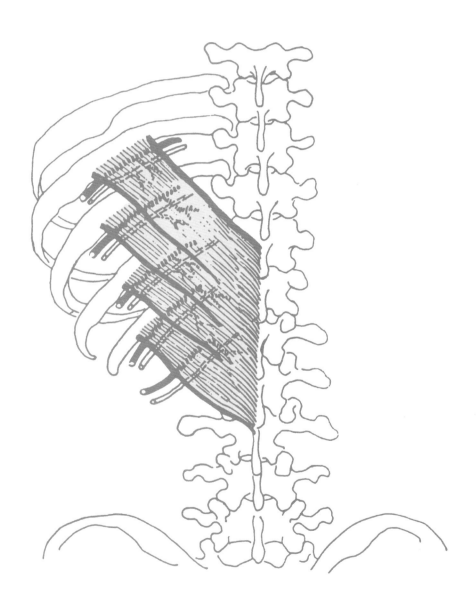

Chapter. 7
배부위의 근육

01. 배바깥빗근(외복사근)

Obliquus externus abdominis m.

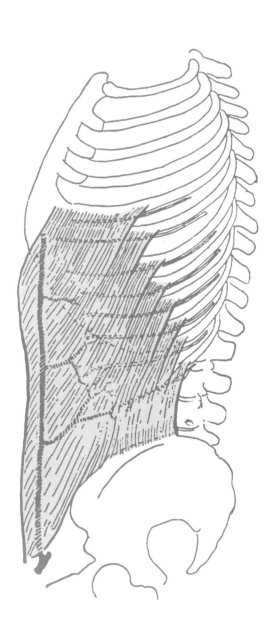

02. 배속빗근(내복사근)

Obliquus internus abdominis m.

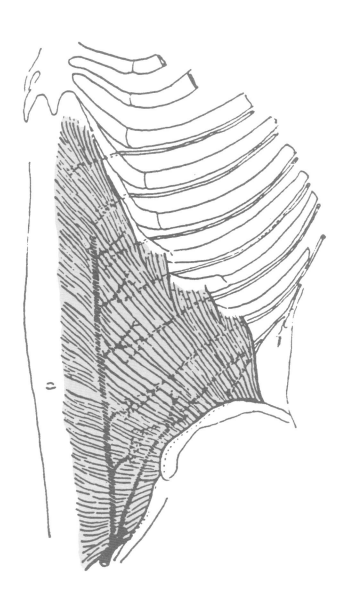

03. 배가로근(복횡근)
Transversus abdominis m.

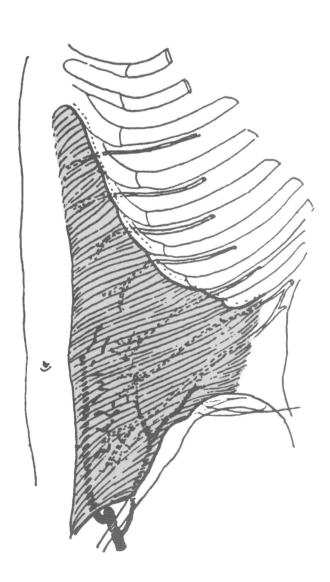

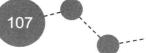

04. 배곧은근(복직근)
Rectus abdominis m.

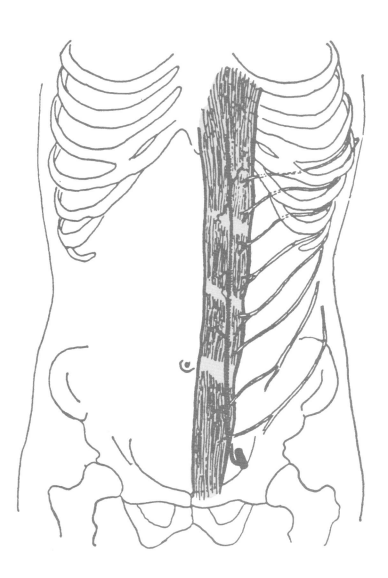

05. 배세모근(추체근)
Pyramidal m.

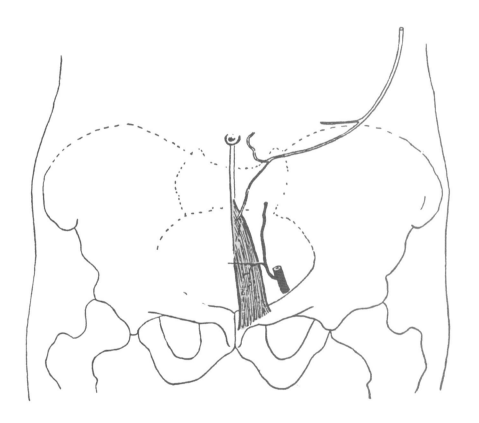

06. 허리네모근(요방형근)

Quadratus lumborum m.

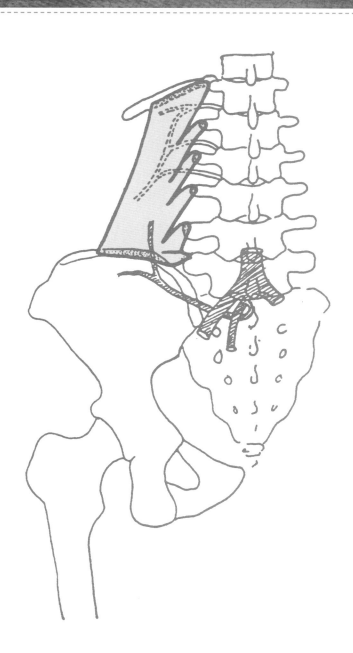

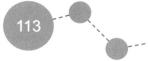

Chapter. 8
척주와 몸통을 연결시키는 근육

01. 등세모근(승모근)
Trapezius m.

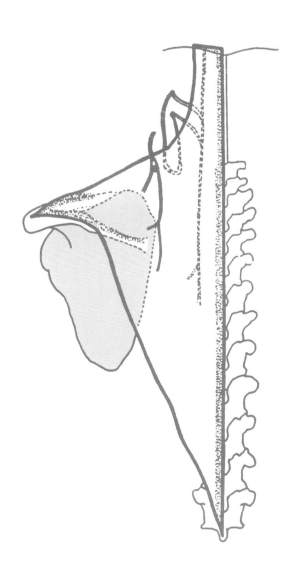

02. 넓은등근(광배근)
Latissimus dorsi m.

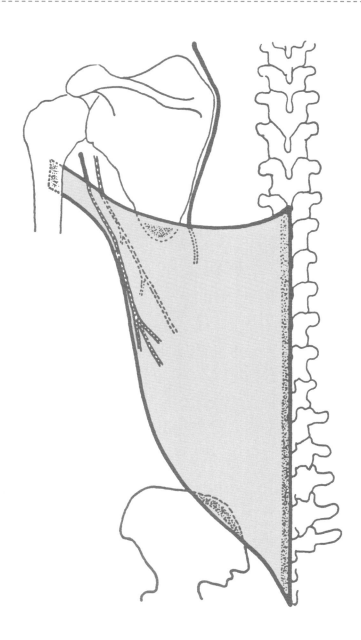

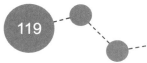

03. 마름근(능형근)
Rhomboid m.

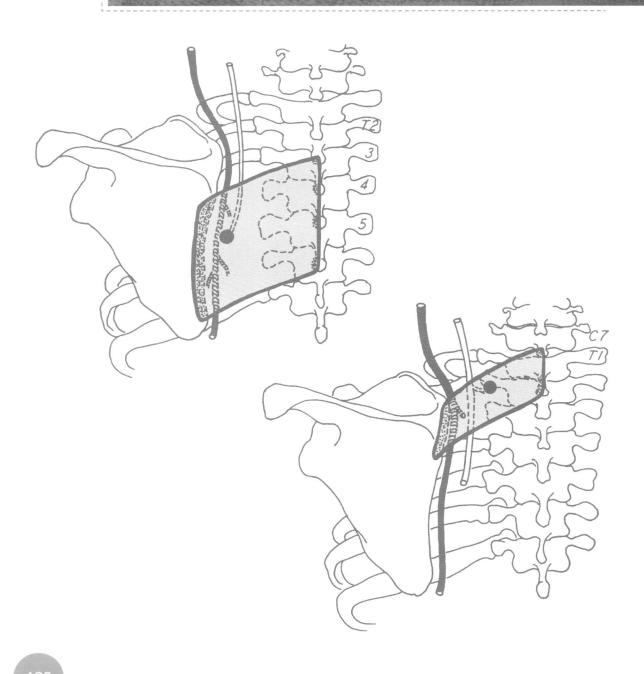

04. 어깨올림근(견갑거근)
Levator scapulae m.

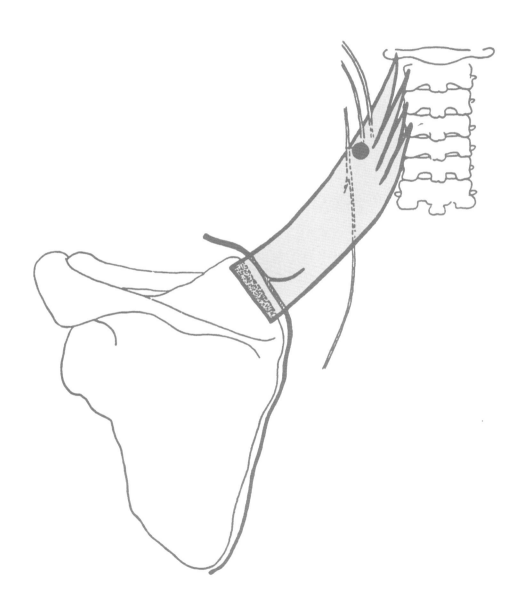

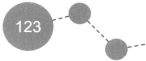

Chapter. 9
팔을 가슴벽에 연결시키는 근육

01. 큰가슴근(대흉근)
Pectoralis major m.

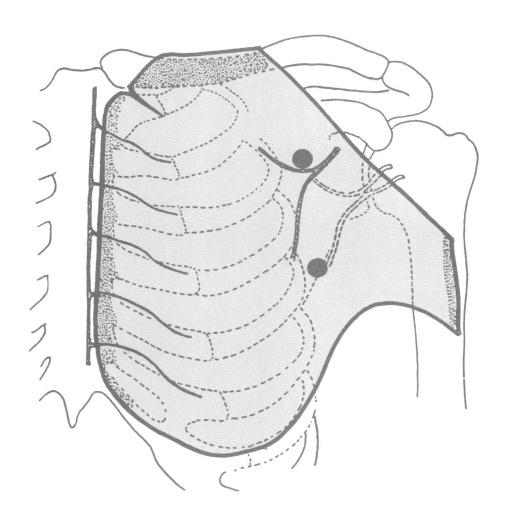

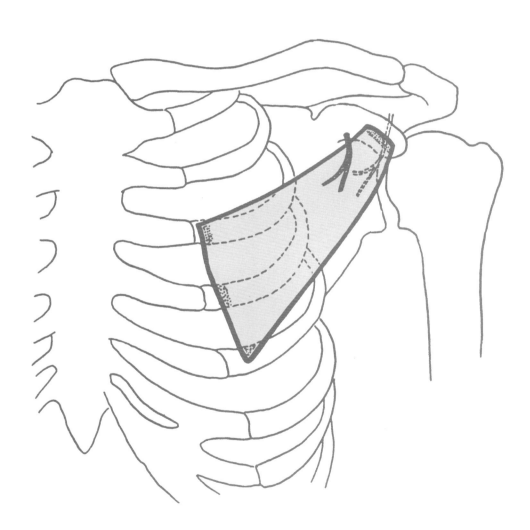

03. 빗장밑근(쇄골하근)

Subclavius m.

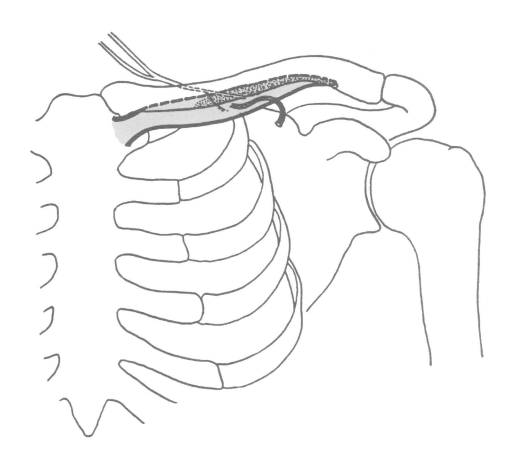

04. 앞톱니근(전거근)
Serratus anterior m.

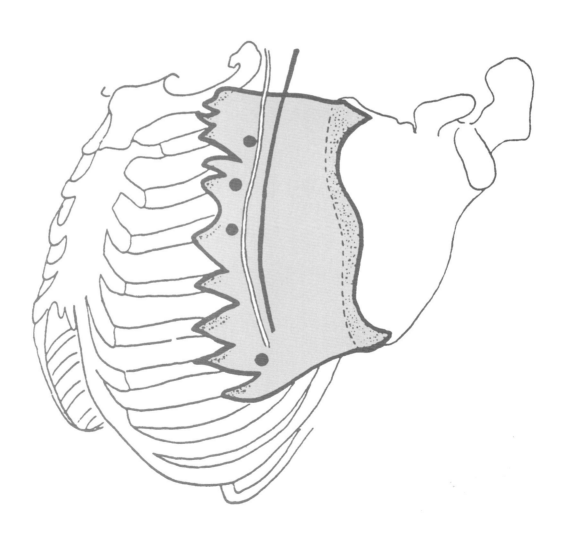

Chapter. 10
어깨의 근육

01. 어깨세모근(삼각근)
Deltoid m.

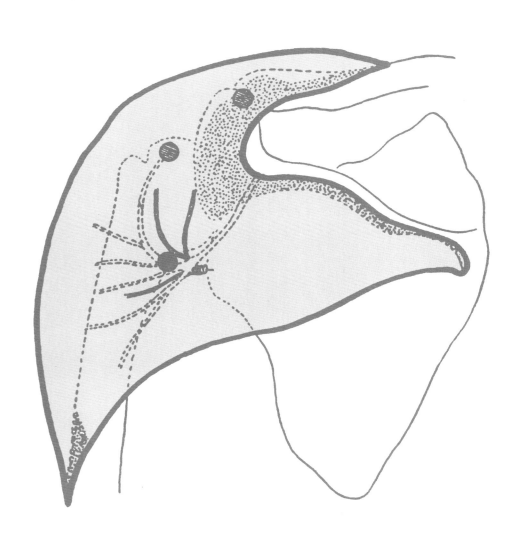

02. 어깨밑근(견갑하근)
Subscapularis m.

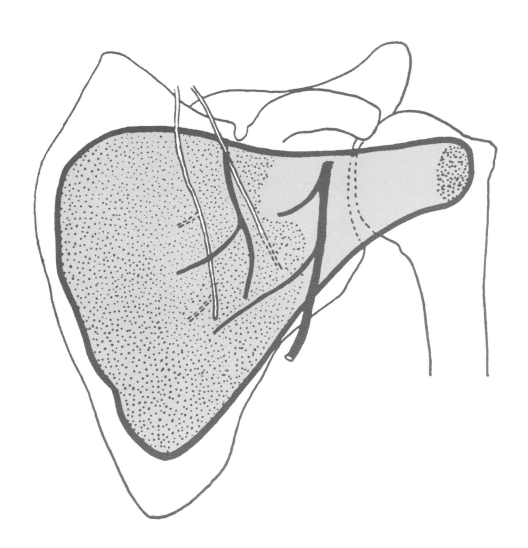

03. 가시위근(극상근)
Supraspinatus m.

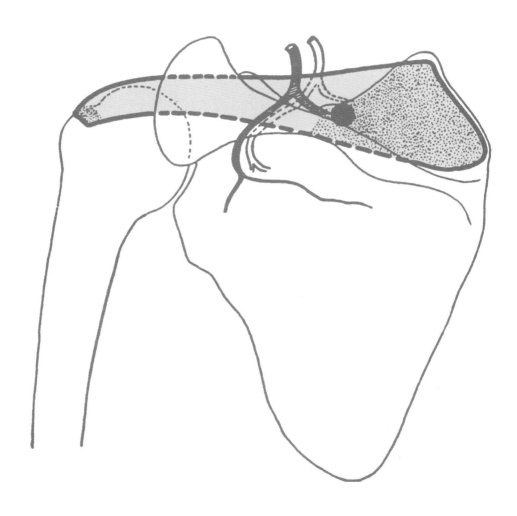

04. 가시아래근(극하근)

Infraspinatus m.

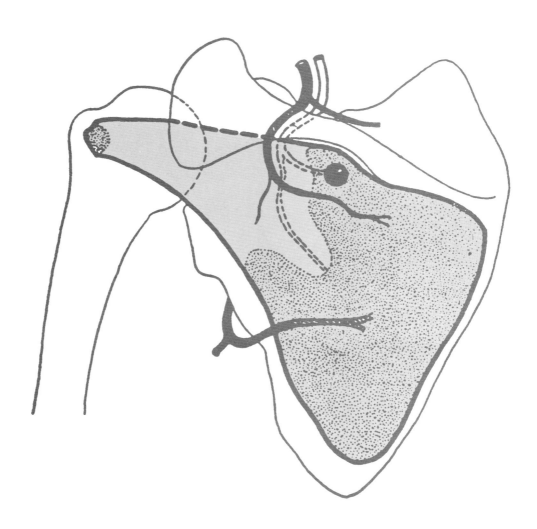

05. 작은원근(소원근)

Teres minor m.

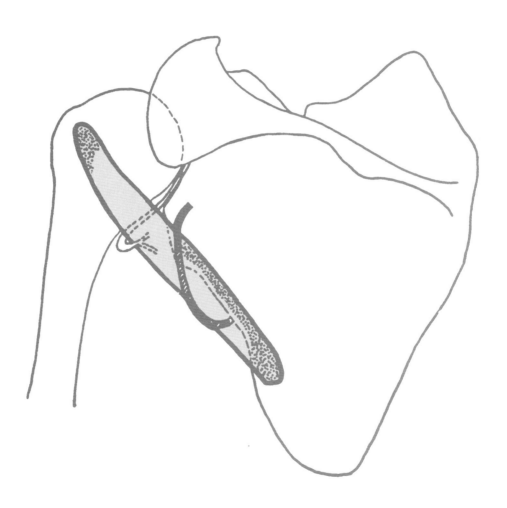

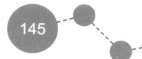

05. 큰원근(대원근)

Teres major m.

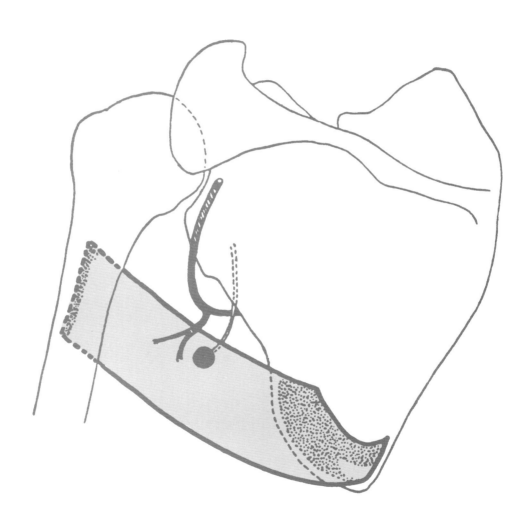

01. 부리위팔근(오훼완근)

Coracobrachialis m.

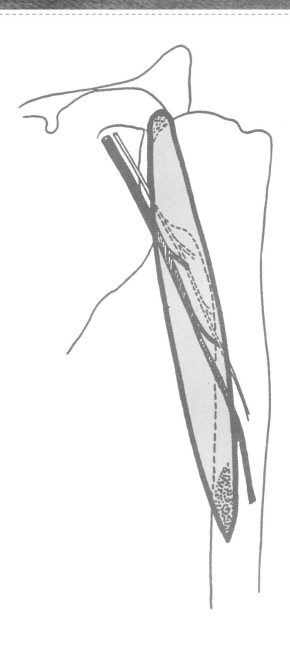

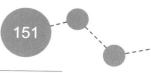
151

02. 위팔두갈래근(상완이두근)
Biceps brachii m.

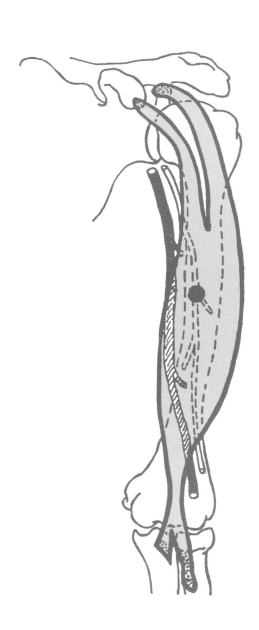

03. 위팔근(상완근)
Brachialis m.

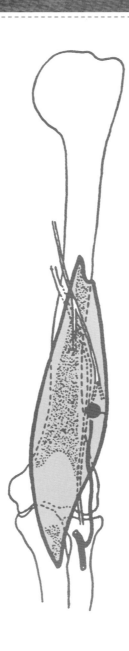

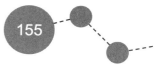

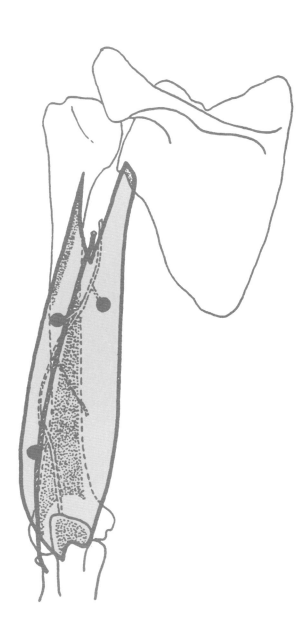

Chapter. 12
아래팔 손바닥쪽의 근육

01. 원엎침근(원회내근)
Pronator teres m.

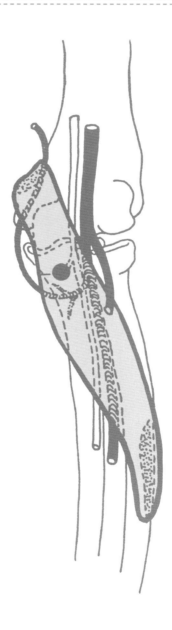

02. 노쪽손목굽힘근(요측수근굴근)

Flexor carpi radialis m.

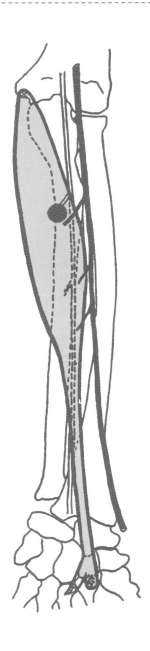

03. 자쪽손목굽힘근(척측수근굴근)

Flexor carpi ulnaris m.

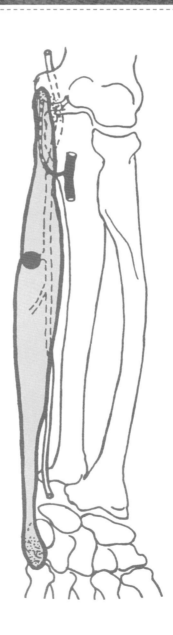

04. 긴손바닥근(장장근)

Palmaris longus m.

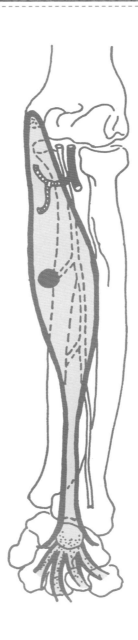

05. 얕은손가락굽힘근(천지굴근)
Flexor digitorum superficialis m.

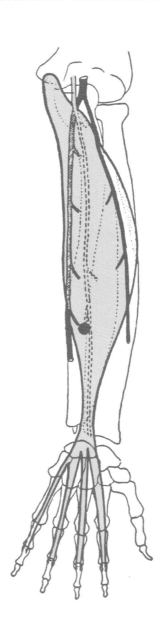

06. 깊은손가락굽힘근(심지굴근)

Flexor digitorum profundus m.

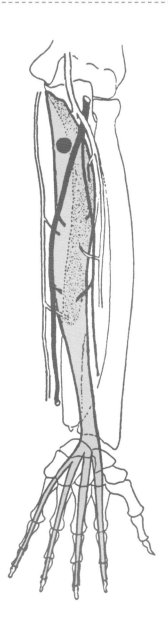

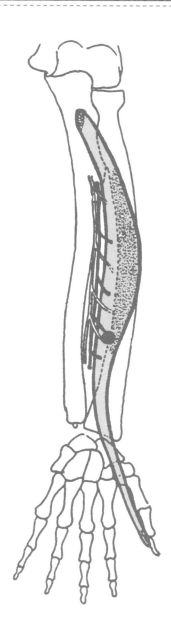

08. 위팔노근(상완요근)

Brachioradialis m.

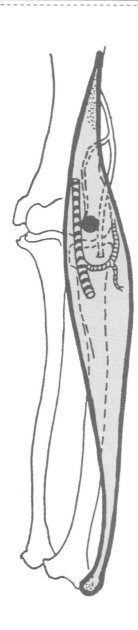

09. 긴노쪽손목폄근(장요측수근신근)

Extensor carpi radialis longus m.

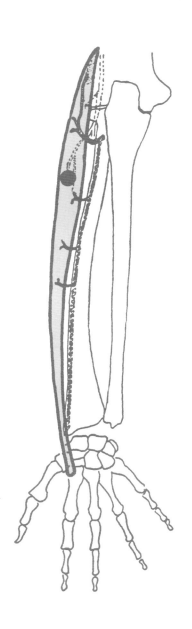

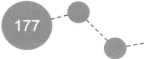

10. 짧은노쪽손목폄근(단요측수근신근)

Extensor carpi radialis brevis m.

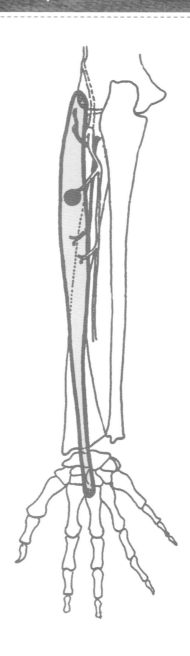

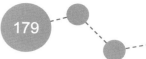

11. 손가락폄근(지신근)

Extensor digitorum m.

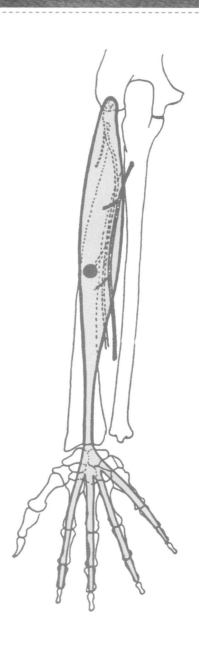

12. 새끼폄근(소지신근)
Extensor digiti minimi m.

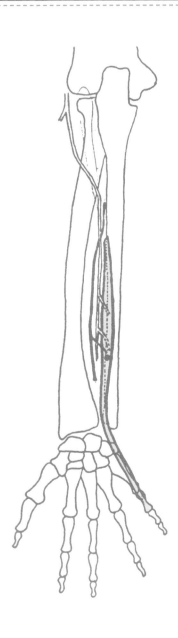

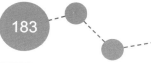

13. 자쪽손목폄근(척측수근신근)
Extensor carpi ulnaris m.

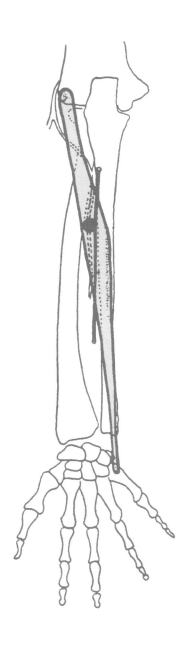

14. 팔꿈치근(주근)

Anconeus m.

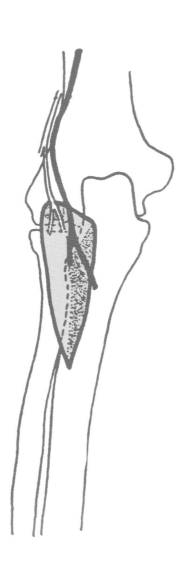

15. 뒤침근(회외근)

Supinator m.

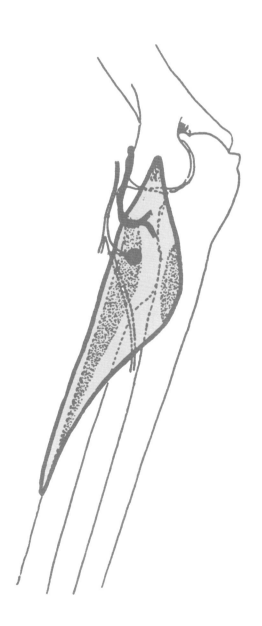

16. 긴엄지벌림근(장무지외전근)

Abductor pollicis longus m.

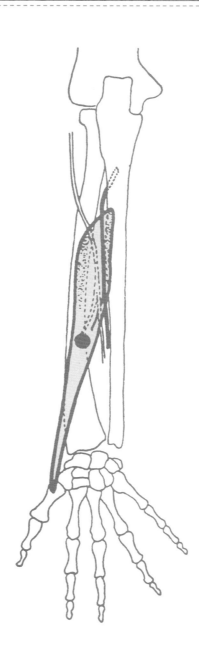

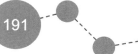

17. 짧은엄지폄근(단무지신근)

Extensor pollicis brevis m.

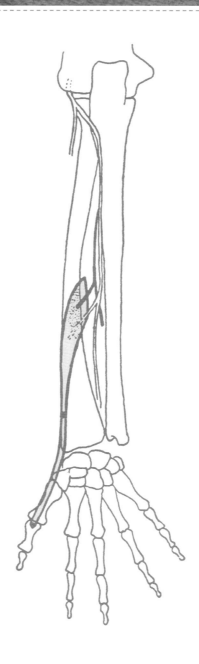

18. 긴엄지폄근(장무지신근)

Extensor pollicis longus m.

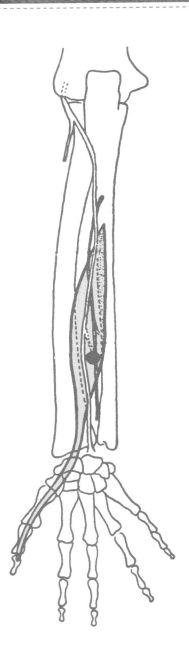

19. 집게폄근(시지신근)

Extensor indicis m.

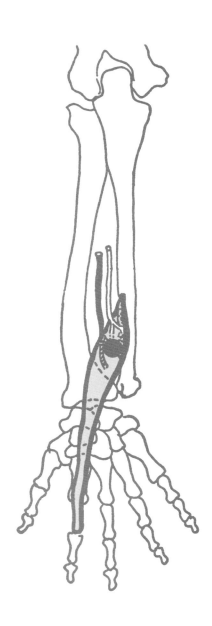

Chapter. 13
손의 근육

01. 짧은엄지벌림근(단무지외전근)
Abductor pollicis brevis m.

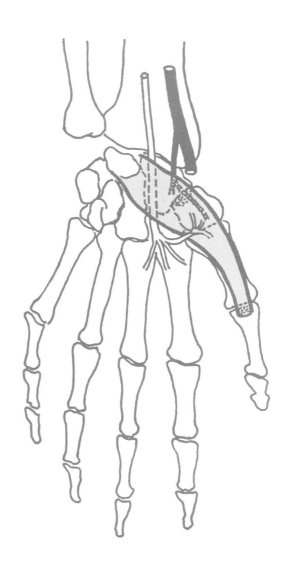

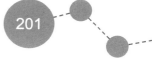

02. 엄지맞섬근(무지대립근)

Opponens pollicis m.

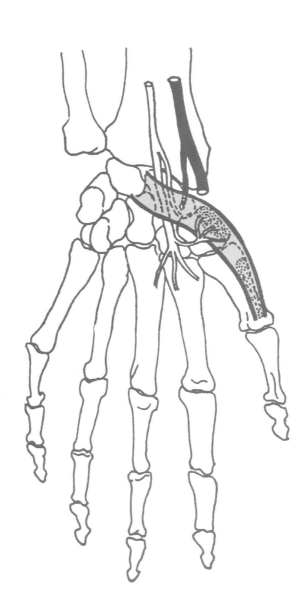

03. 짧은엄지굽힘근(단무지굴근)

Flexor pollicis brevis m.

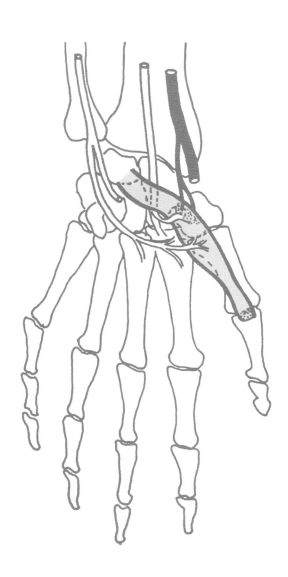

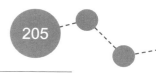

04. 엄지모음근(무지내전근)
Adductor pollicis m.

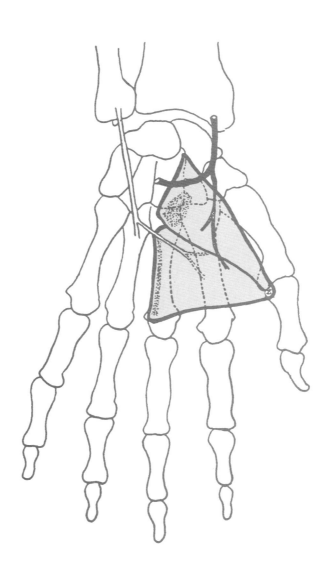

05. 짧은손바닥근(단장근)
Palmaris brevis m.

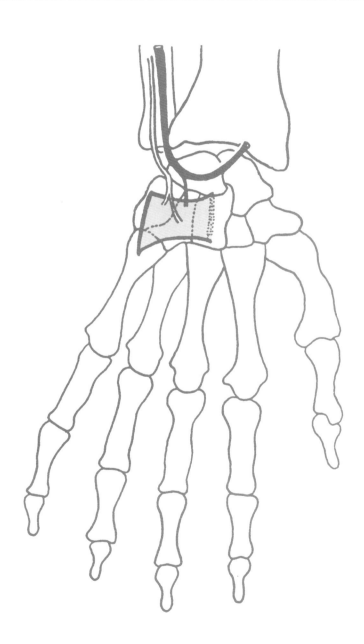

06. 새끼벌림근(소지외전근)

Abductor digiti minimi m.

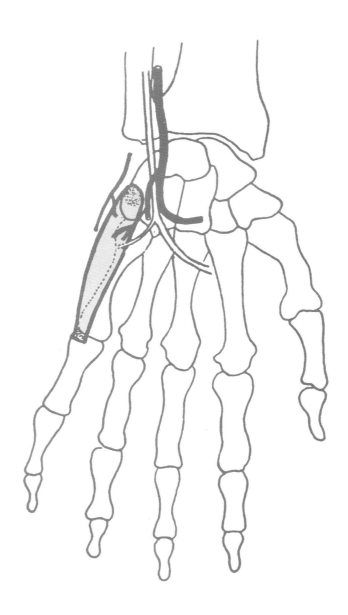

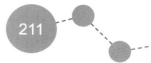

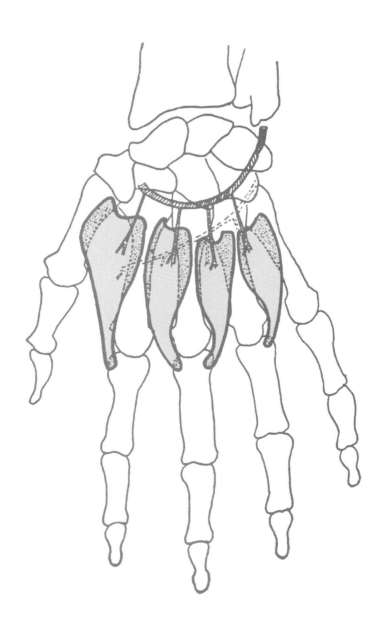

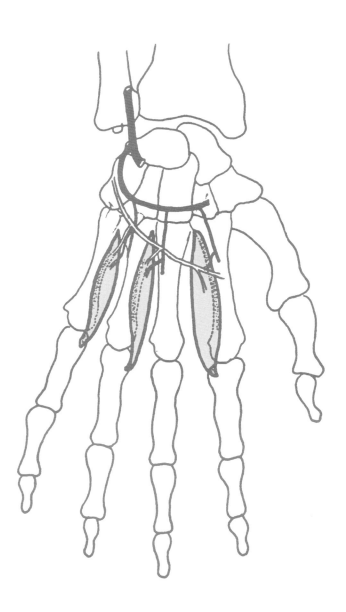

Chapter. 14
엉덩부위의 근육

01. 큰허리근(대요근)

Psoas major m.

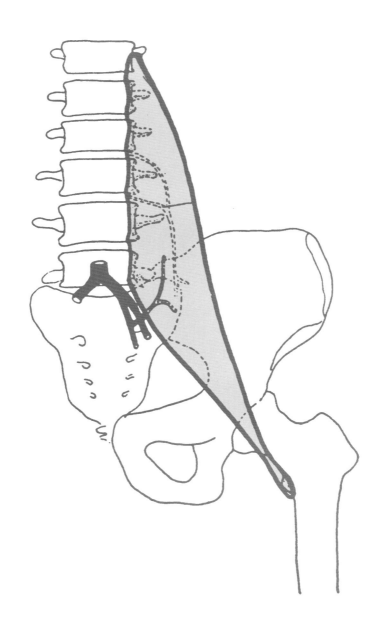

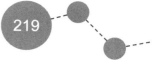

02. 작은허리근(소요근)

Psoas minor m.

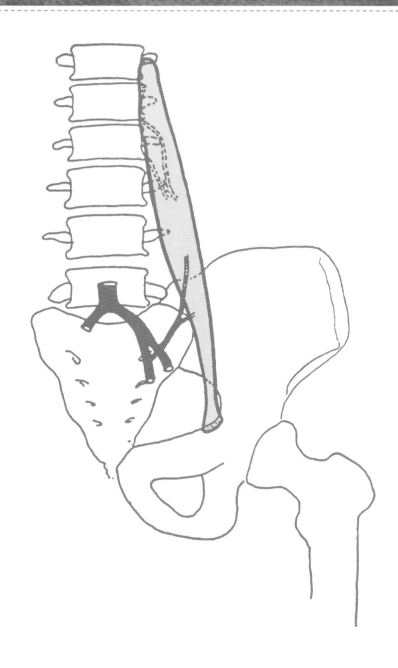

03. 엉덩근(장골근)
Iliacus m.

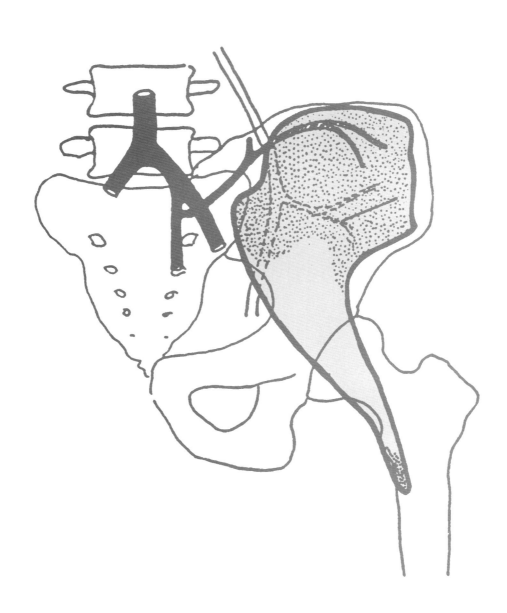

Chapter. 15
넙다리의 근육

01. 넙다리빗근(봉공근)

Sartorius m.

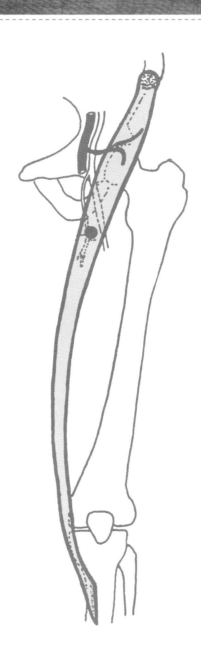

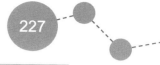

02. 두덩정강근(박근)

Gracilis m.

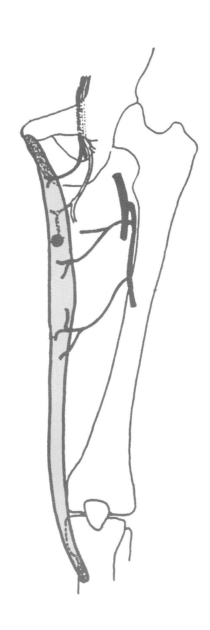

03. 넙다리곧은근(대퇴직근)

Rectus femoris m.

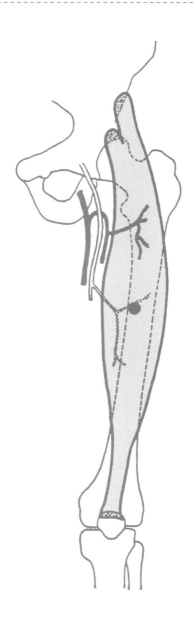

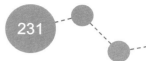

04. 가쪽넓은근(외측광근)
Vastus lateralis m.

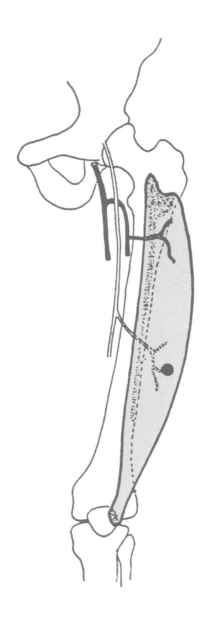

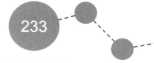

05 안쪽넓은근(내측광근)
Vastus medialis m.

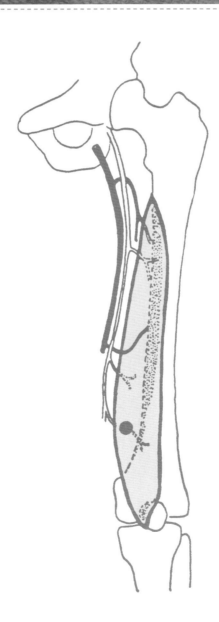

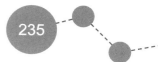

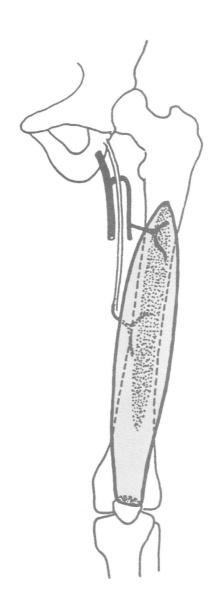

07 두덩근(치골근)

Pectineus m.

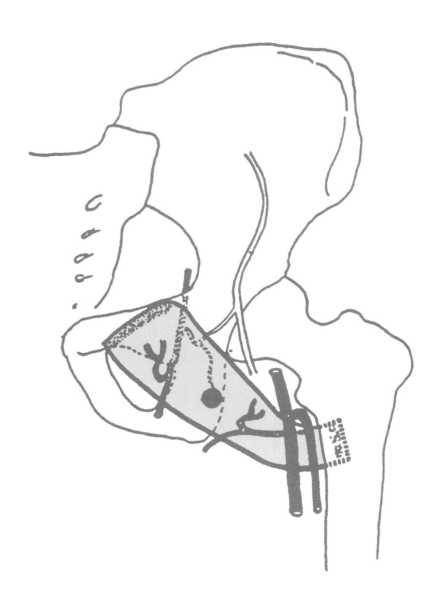

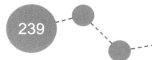

08 긴모음근(장내전근)

Adductor longus m.

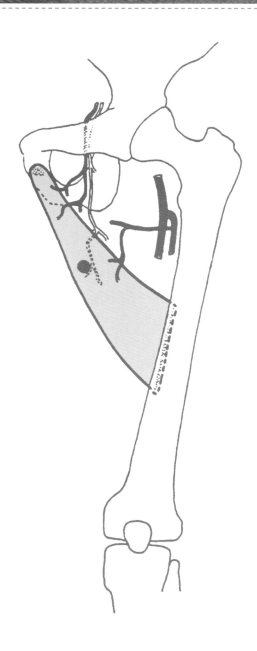

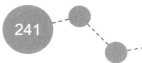

09 짧은모음근(단내전근)

Adductor brevis m.

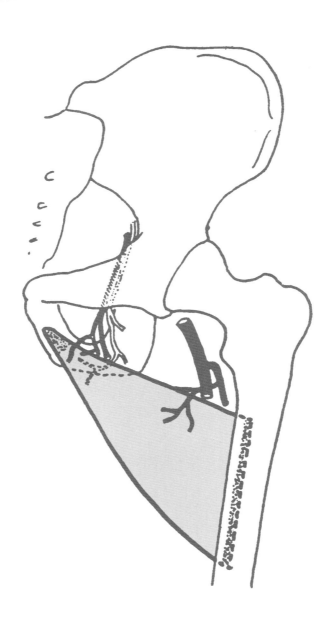

10. 큰모음근(대내전근)
Adductor magnus m.

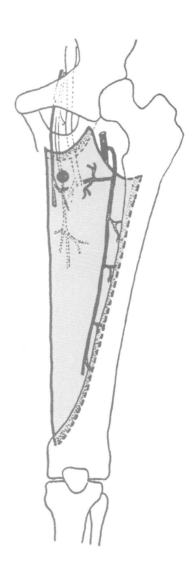

Chapter. 16
볼기의 근육

01. 큰볼기근(대둔근)

Gluteus maximus m.

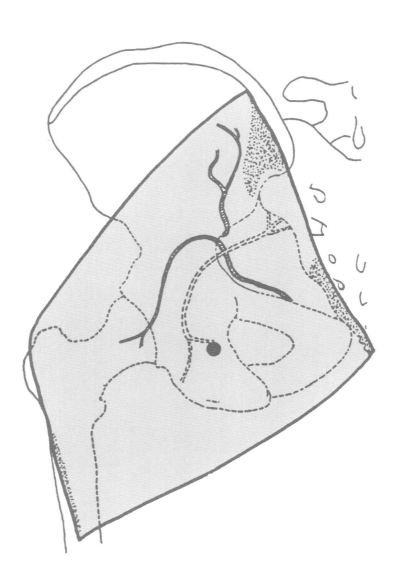

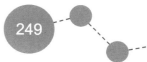

02. 중간볼기근(중둔근)
Gluteus medius m.

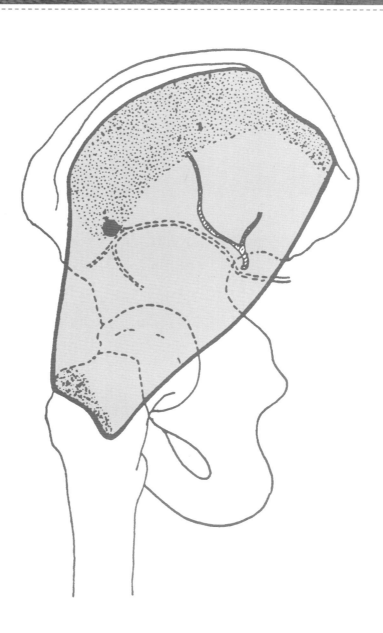

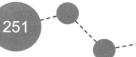

03. 작은볼기근(소둔근)
Gluteus minimus m.

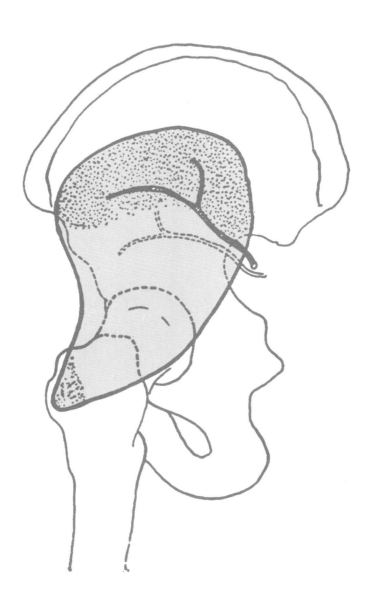

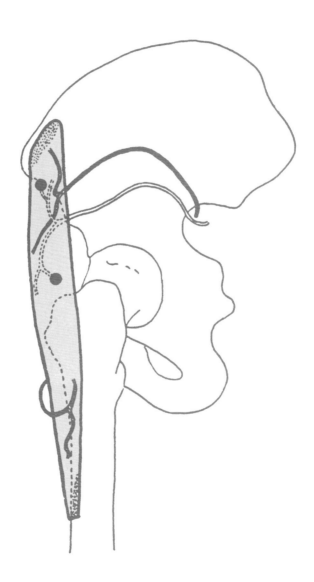

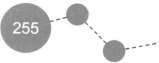

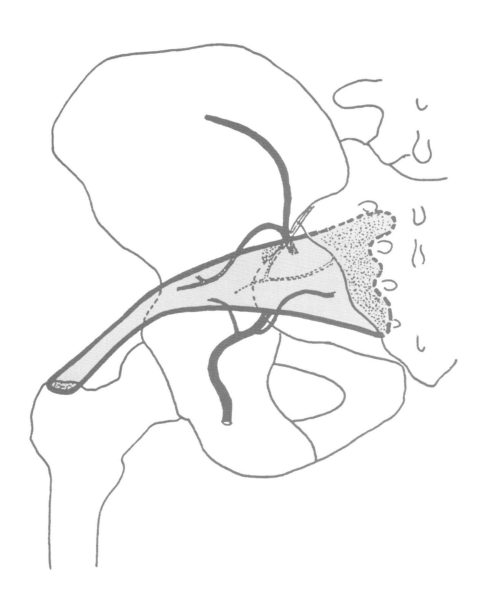

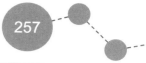

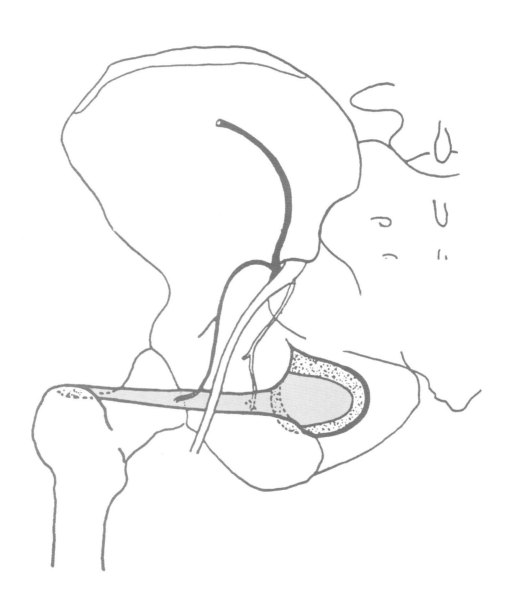

07. 위쌍동이근(상쌍자근)

Gemellus superior m.

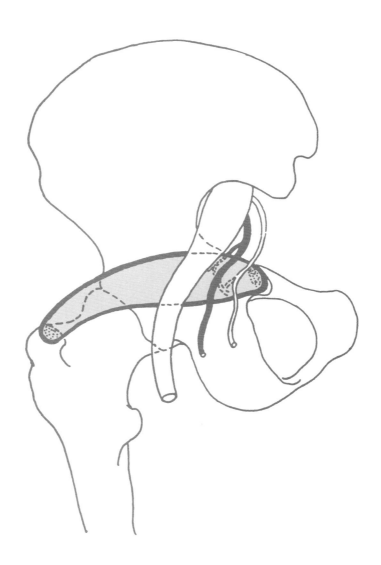

08. 아래쌍동이근(하쌍자근)
Gemellus inferior m.

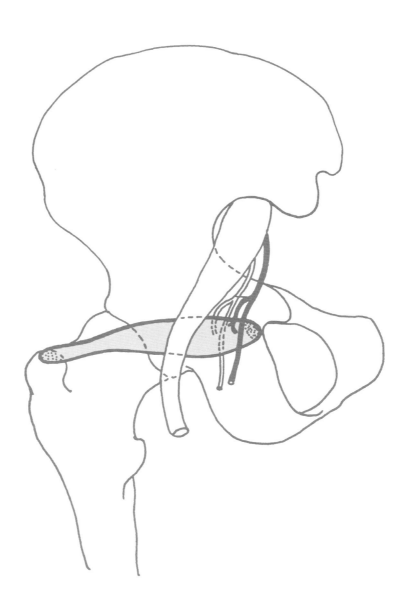

09. 넙다리네모근(대퇴방형근)

Quadratus femoris m.

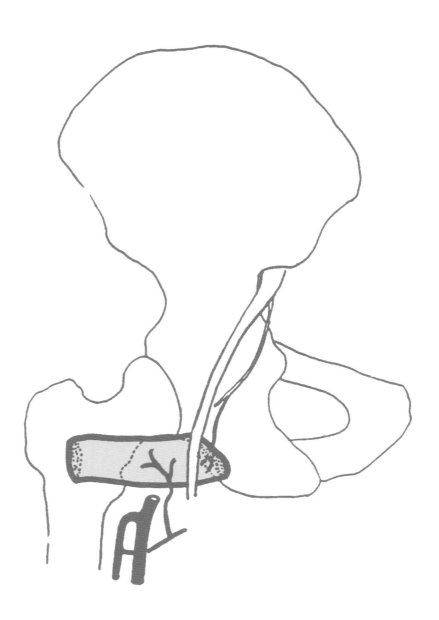

10. 바깥폐쇄근(외폐쇄근)

Obturator externus m.

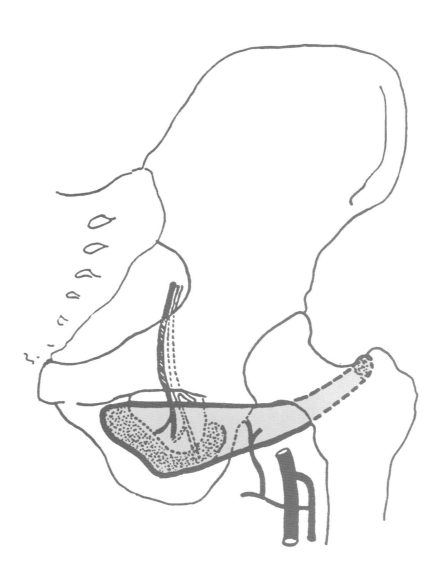

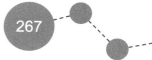

Chapter. 17
넙다리 뒤쪽의 근육

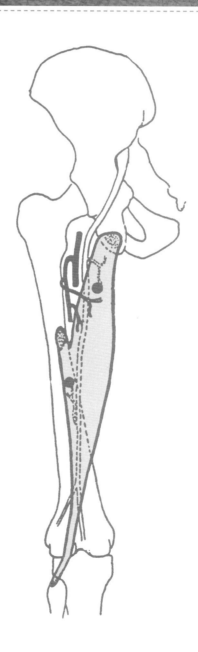

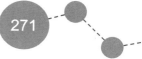

02. 반힘줄모양근(반건양근)

Semitendinosus m.

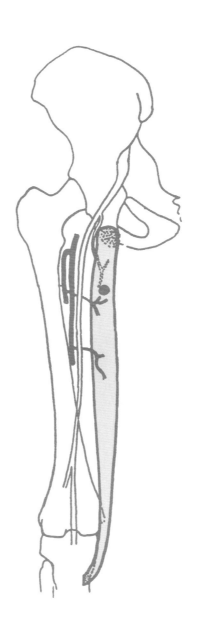

03. 반막모양근(반막양근)
Semimembranous m.

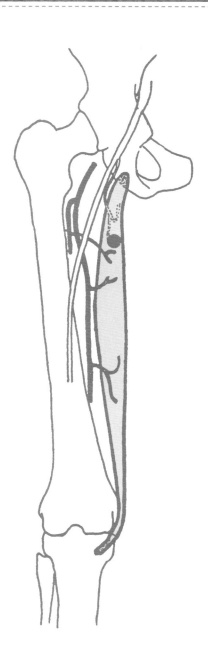

Chapter. 18

종아리 앞쪽의 근육

01. 앞정강근(전경골근)
Tibialis anterior m.

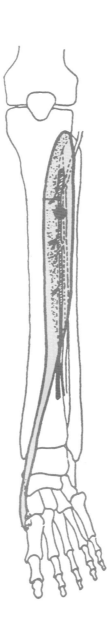

02. 긴엄지발가락폄근(장무지신근)

Extensor hallucis longus m.

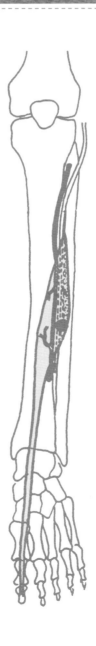

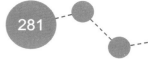

03. 긴발가락폄근(장지신근)

Extensor digitorum longus m.

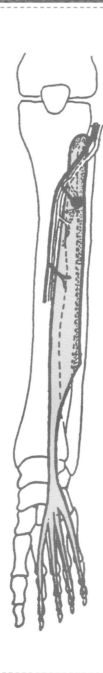

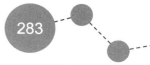

04. 셋째종아리근(제삼비골근)
Peroneus tertius m.

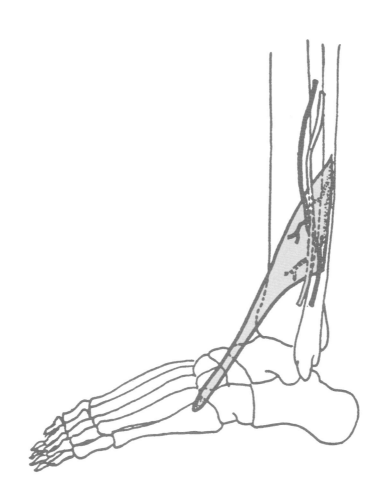

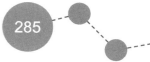

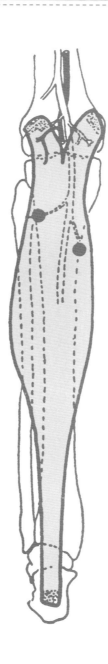

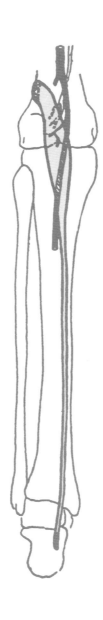

07. 가자미근

Soleus m.

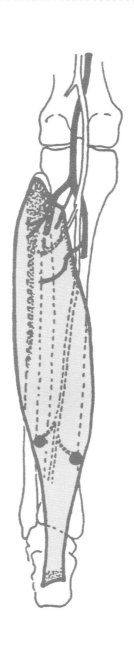

08. 오금근(슬와근)

Popliteus m.

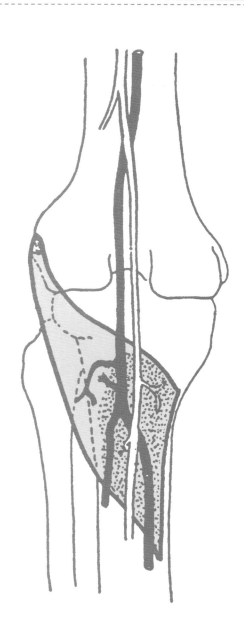

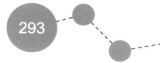

09. 긴엄지발가락굽힘근(장무지굴근)

Flexor hallucis longus m.

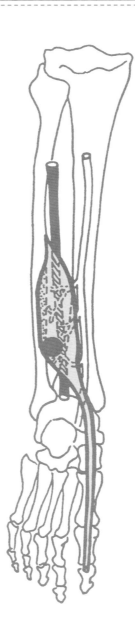

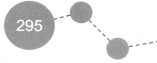

10. 긴발가락굽힘근(장지굴근)
Flexor digitorum longus m.

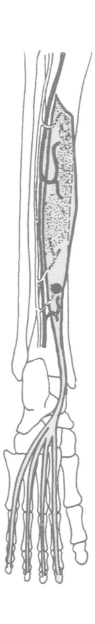

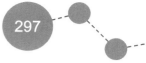

11. 뒤정강근(후경골근)

Tibialis posterior m.

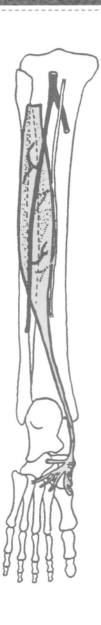

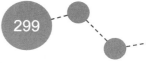

Chapter. 19
종아리 가쪽의 근육

01. 긴종아리근(장비골근)

Peroneus longus m.

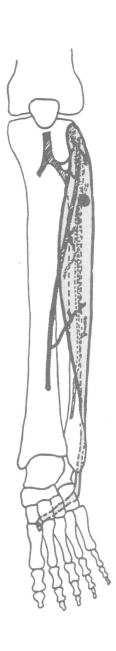

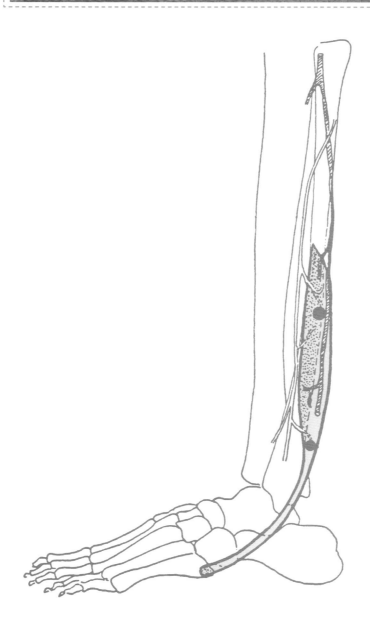

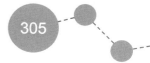

Chapter. 20
발의 근육

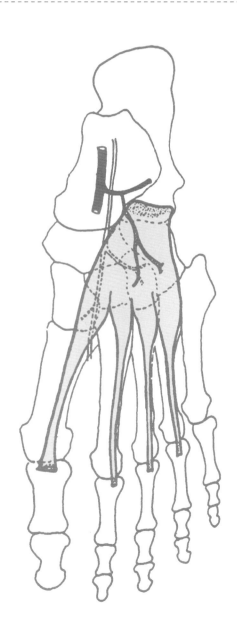

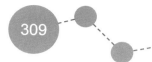

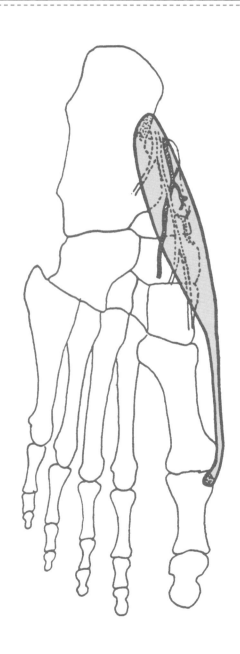

03. 짧은발가락굽힘근(단지굴근)
Flexor digitorum brevis m.

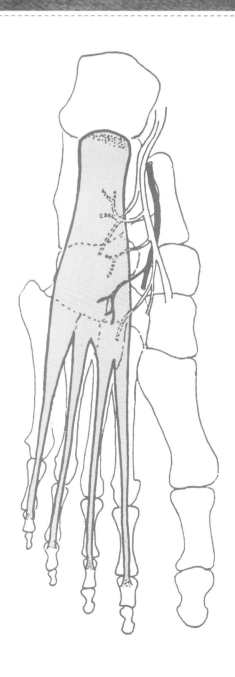

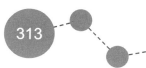

04. 새끼발가락벌림근(소지외전근)
Abductor digiti minimi m.

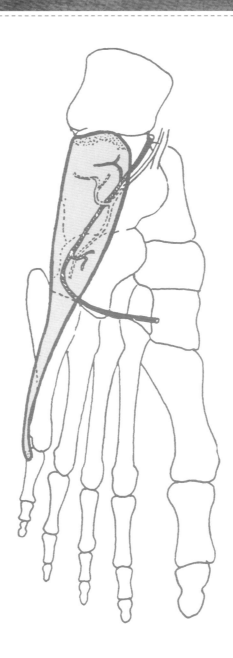

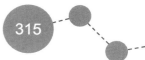

05. 발바닥네모근(족저방형근)
Quadratus plantae m.

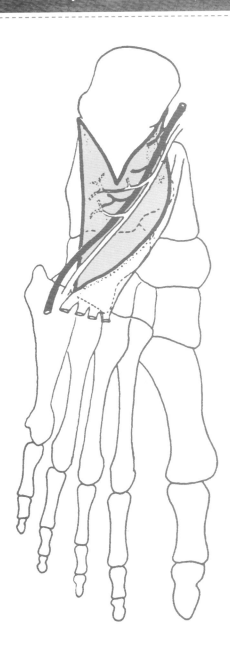

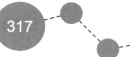

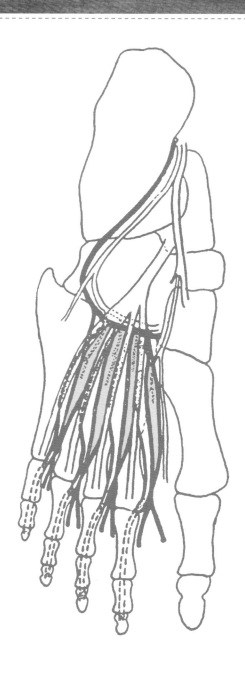

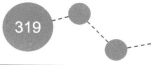

07. 짧은엄지발가락굽힘근(단무지굴근)

Flexor hallucis brevis m.

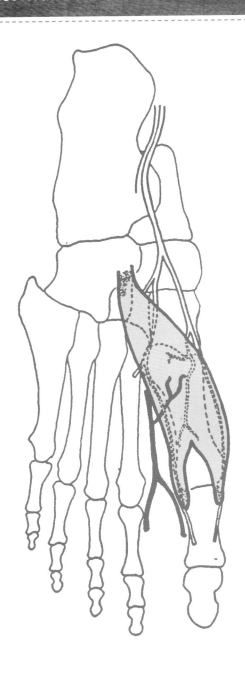

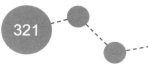

08. 엄지발가락모음근(무지내전근)

Adductor hallucis m.

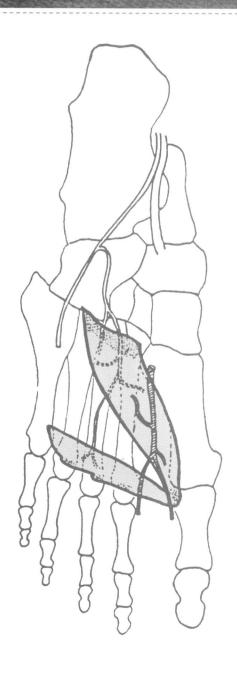

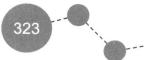

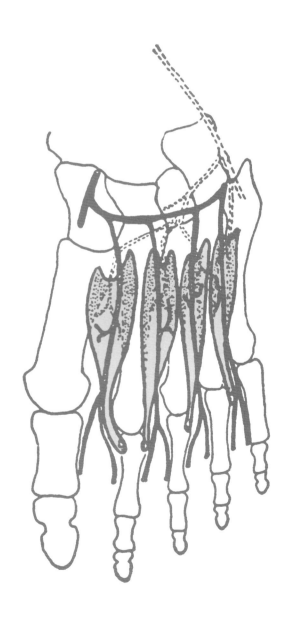

10. 발바닥쪽뼈사이근(족측골간근)
Plantar interosseous m.

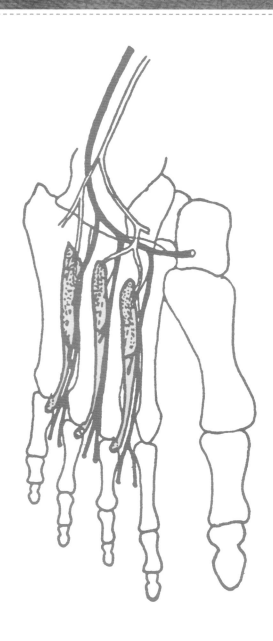